KRÄUTER, DIE FRAUEN GUTTUN

Servus

Das kleine Buch

Michaela Schnetzer

KRÄUTER, DIE FRAUEN GUTTUN

Inhalt

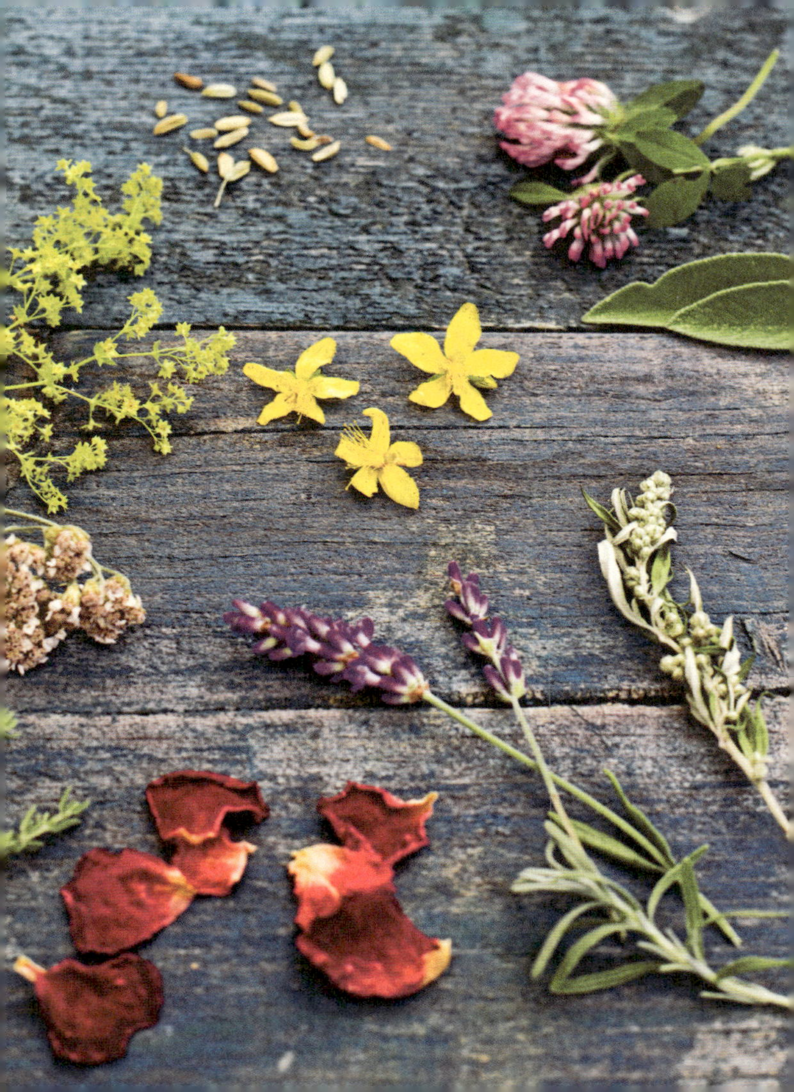

Vorwort

In diesem Büchlein habe ich versucht, einen Teil des traditionellen Kräuterwissens festzuhalten. Was hier geschrieben steht, beruht auf volksmedizinischen Weisheiten und dient daher nicht zur Selbstdiagnose und kann auch keinen Arzt ersetzen. Zudem wirkt jedes Heilkraut individuell und auch wir Menschen können unterschiedlich auf das gleiche Kraut reagieren.

In früheren Zeiten gab es Frauen, die über ein weitreichendes Kräuterwissen verfügten. Oft lebten sie allein am Rande eines Dorfes oder einer Siedlung und wurden von den Bewohnern um Rat gefragt, wenn jemand krank war. Diese Frauen waren geachtet, ebenso wie früher die Hebammen, die nicht nur auf einen großen Wissensschatz über heimische Kräuter zurückgreifen konnten, sondern auch über die Anatomie des weiblichen Körpers gut Bescheid wussten. Jenes Wissen wurde von Frau zu Frau, von Mutter zu Tochter, von Generation zu Generation mündlich weitergegeben. Denn meist waren es die Frauen, die für die Gesundheit der Familie sorgten und auch die Möglichkeit hatten, zu sehen, was ihren Mitmenschen guttat. Ernährung und das Wissen über Kräuter spielten dabei eine große Rolle.

Wird man als Mädchen geboren, verändert sich der Körper im Laufe der Jahre mehrmals. Mit der ersten Regelblutung findet der Eintritt in das Leben der erwachsenen Frau statt. Dieser Übergang wurde früher mit einem Fest gefeiert. Ab diesem Zeitpunkt war es in manchen Kulturen das Recht (nicht die Pflicht!) der Frauen, sich in sogenannte »Menshütten« zurückzuziehen, wenn sie ihre Tage hatten. Sie galten dann als hellfühlig und wurden ernst genommen. Ihre Aufgaben wurden in dieser kurzen Zeit von anderen Frauen ausgeführt.
Natürlich gibt es Kräuter, die in dieser Zeit hilfreich sind. In der ersten Hälfte produziert unser Körper Östrogen. Unterstützen kann man diesen Vorgang mit dem Roten Wiesenklee, Salbei, Lein oder Hopfen. In der zweiten Hälfte, also nach dem Eisprung, produziert unser Körper vermehrt Progesteron. In dieser Zeit tun unserem Körper Mönchspfeffer, Schafgarbe und Frauenmantel gut.

Uns Frauen wurde die Gabe verliehen, Leben schenken zu können und jeden Monat werden wir an diese Gabe erinnert. Unser Zyklus ist ein Geschenk der Natur und es ist an uns, dieses Geschenk auch anzunehmen, sein Potenzial zu erkennen und zu nutzen. Unser Zyklus wiederholt sich ungefähr einmal im Monat und in dieser fruchtbaren Phase des Lebens ist es einmal im Monat unser Privileg, uns zurückzuziehen, wenn wir das möchten.

Tatsächlich haben wir die einzigartige Möglichkeit, an diesen Tagen zu entsäuern, und das ohne jegliches Zutun – wenn wir es denn zulassen. Gehorchen wir unserem Rhythmus, können wir an anderen Tagen voll durchstarten, unsere eigenen Ideen verwirklichen oder für andere da sein.
Manchmal fühlen wir uns in dieser Zeit oder in der Zeit vor der Blutung nicht ganz wohl in unserer Haut. Früher wurde dann bei zu starker Blutung das Hirtentäschel verwendet, bei zu schwacher Blutung der Rosmarin, und das Gänsefingerkraut galt als Krampflöser. Als wehenverstärkendes Mittel hatten die Hebammen früher immer Mutterkraut dabei, bei der Geburt spielte der Beifuß eine wichtige Rolle, und von der Engelwurz wusste man, dass er die Empfängnisbereitschaft erhöhte.

Mit den Wechseljahren beginnt eine neue Phase des Lebens und unser Körper macht wieder eine Entwicklung durch. Die Haut schätzt es jetzt ganz besonders, mit Lavendel gepflegt zu werden, die Rose unterstützt dabei auf sinnliche Art und Weise, vor allem unsere Brüste. Von der Preiselbee-

re weiß man inzwischen, dass sie einen wirksamen Schutz für die Blase bietet. Wenn die Schleimhaut dünner wird, könnte die Taubnessel das Mittel der Wahl sein. Manche Frauen werden von Wallungen heimgesucht, Salbei kann dann gute Dienste leisten, und die Knochen bekommen durch die Kieselsäure des Zinnkrauts eine extra Portion Halt. Im übertragenen Sinn bietet das auch das Johanniskraut, es gilt als pflanzliches Antidepressivum und kann auch der Haut gute Dienste leisten.
Wenn die Regelblutung nicht mehr im gewohnten Rhythmus oder in der gewohnten Stärke kommt, erinnern wir uns wieder an die Kräuter aus der Zeit der Rhythmusfindung. Möglicherweise wird man feinfühliger, der Schlaf ist nicht mehr derselbe, manche Herzen schlagen »Purzelbäume«, dann wäre die Melisse eine gute Helferin, um gelassener zu werden. Ein wahrer Alleskönner in dieser Zeit ist die Traubensilberkerze.

Mit den Wechseljahren kommt durch die gelebte Erfahrung vielleicht auch eine gewisse Gelassenheit. Die Familienplanung ist abgeschlossen, wir besinnen uns auf andere Ziele im Leben. Unsere Gebärmutter wird keine Kinder mehr beherbergen, hat aber für unseren Körper weiterhin wichtige Funktionen. Es wird Zeit, unsere eigenen Ideen, mit denen wir vielleicht schon lange schwanger gehen, in die Tat umzusetzen.

Eine Umorientierung findet statt und Prioritäten werden neu gesetzt. Nutzen wir unsere Intuition für eigene Vorhaben! Im Folgenden sind die Kräuter nach diesen beschriebenen Lebensphasen geordnet.

Michaela Schnetzer

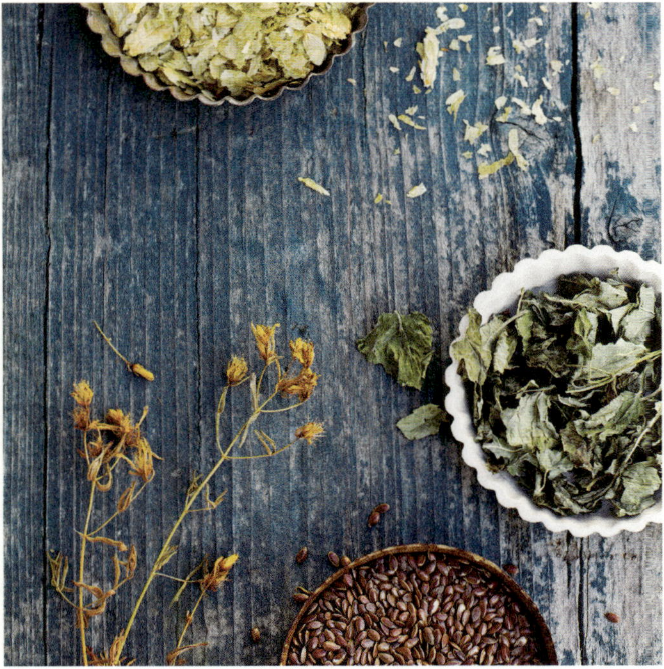

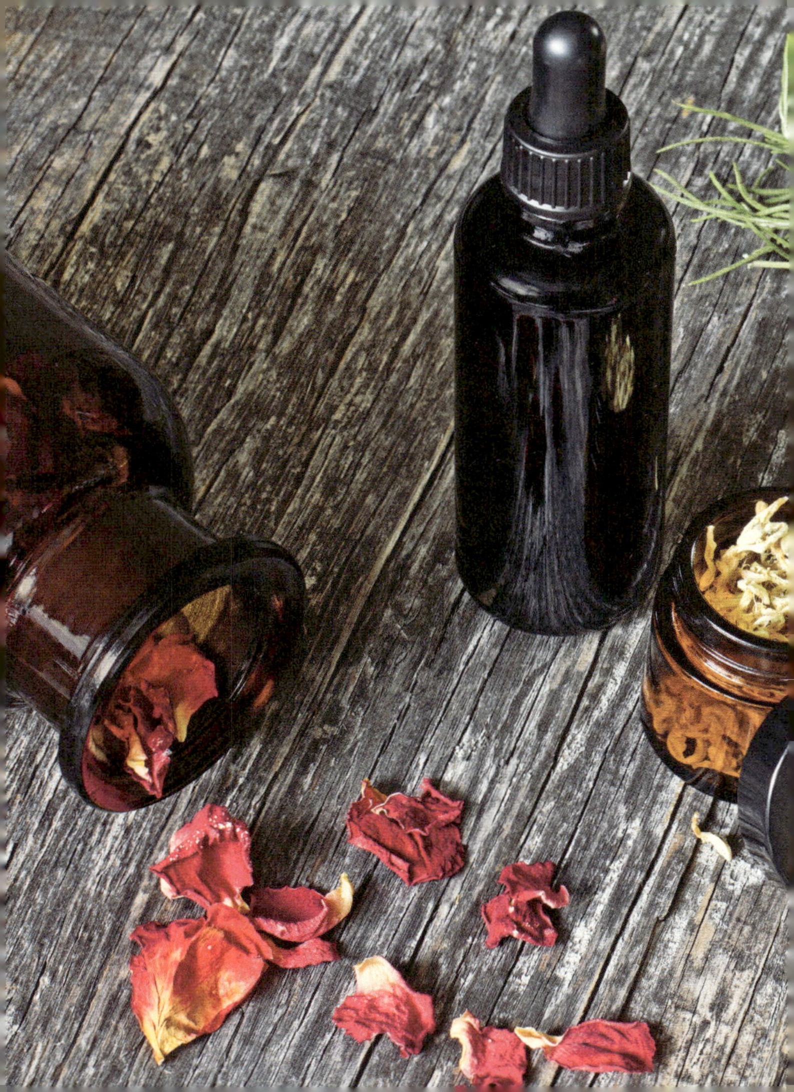

Kräuter, die Frauen in ihren verschiedenen (Lebens-)Phasen guttun

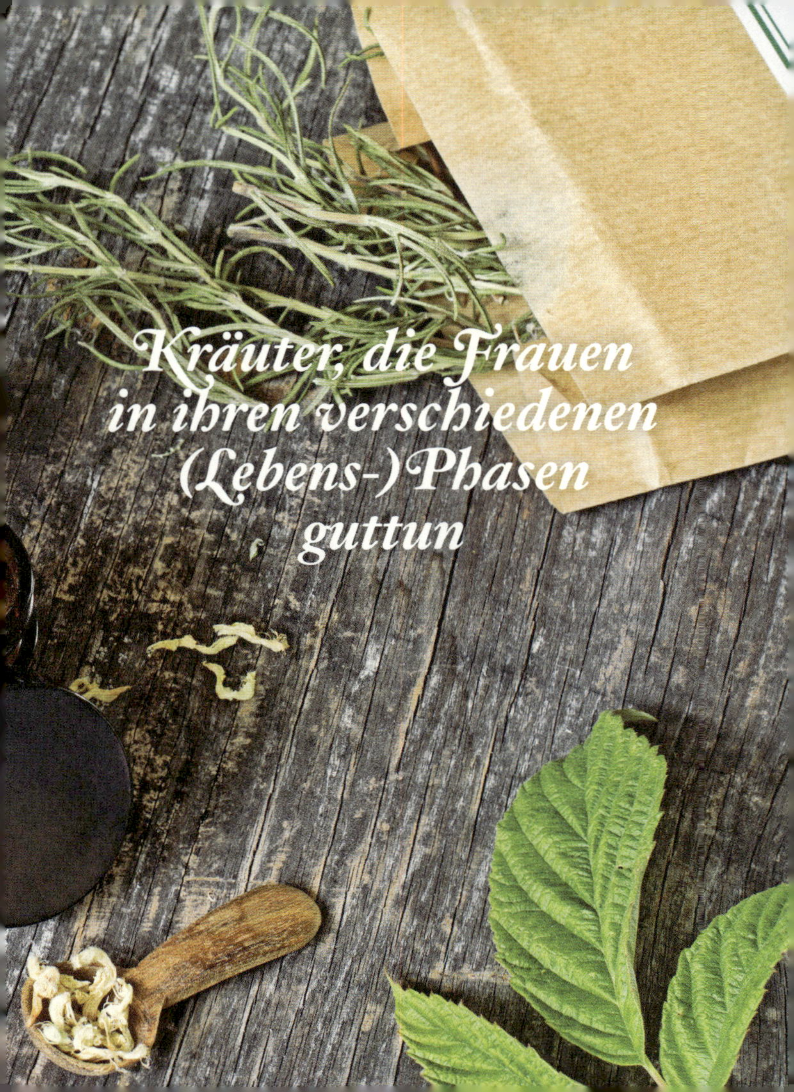

Himbeerblätter

(Rubus idaeus)

Unauffällig wie so viele Heilkräuter und dabei ein wahrer Alleskönner, der in keiner Teemischung fehlen sollte, ist die Himbeere. Bereits im Altertum wurde sie geschätzt und ab dem Mittelalter bei uns in Klostergärten kultiviert.

Als Frauenheilpflanze ist sie heute wie damals wegen ihrer zusammenziehenden Eigenschaften in der Geburtsvorbereitung sehr beliebt, vielleicht rührt daher der volkstümliche Name »Mutterbeere« her. Die Blätter sollen in den letzten Wochen vor der Geburt, regelmäßig als Tee getrunken, die Wehen bei der Geburt erleichtern. Auch einem unregelmäßigen Zyklus kann diese Pflanze auf die Sprünge helfen, vor allem in der ersten Zyklushälfte sorgen die Blätter mitunter für Harmonisierung.

Hilfreich für junge Mädchen sind eher Erdbeerblätter und für Frauen, die den Wechsel hinter sich haben, empfehlen sich eher Johannisbeerblätter.

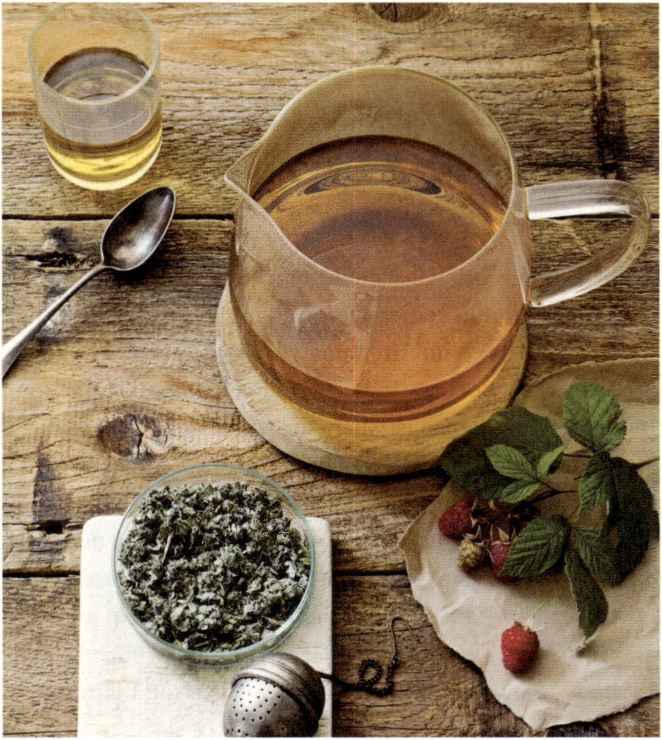

ZUBEREITUNG

Einen Teelöffel getrockneter Blätter in einer großen Tasse mit kochendem Wasser übergießen, ca. 10 Minuten ziehen lassen und nach Belieben trinken.

Roter Wiesenklee

(Trifolium pratense)

Meistens hat der Rotklee drei Blätter, und in drei Phasen kann auch das Leben einer Frau unterteilt werden. Der Klee gilt als Glückspflanze, vor allem wenn er vier Blätter zählt. Im nördlichen Europa und in Nordamerika weiß man schon lange um die blutreinigende Heilwirkung dieser Blume. Inzwischen hat man erkannt, dass der Rotklee so wie Soja sogenannte Isoflavone enthält, also pflanzliche Hormone, die von uns Frauen in Europa meist besser vertragen werden als die der in Asien beheimateten Sojapflanze. Die Blüten sind in der ersten Zyklushälfte eine gute Zugabe zum Tee.

ZUBEREITUNG

Einen frischen oder getrockneten Blütenkopf pro Tasse mit kochendem Wasser übergießen, 10 Minuten ziehen lassen und nach Belieben trinken. Man darf diesen Tee auch gerne mit einem Teelöffel Honig süßen. Wiesenklee pflegt außerdem Haut und Schleimhaut und kann so auch als Badezu-

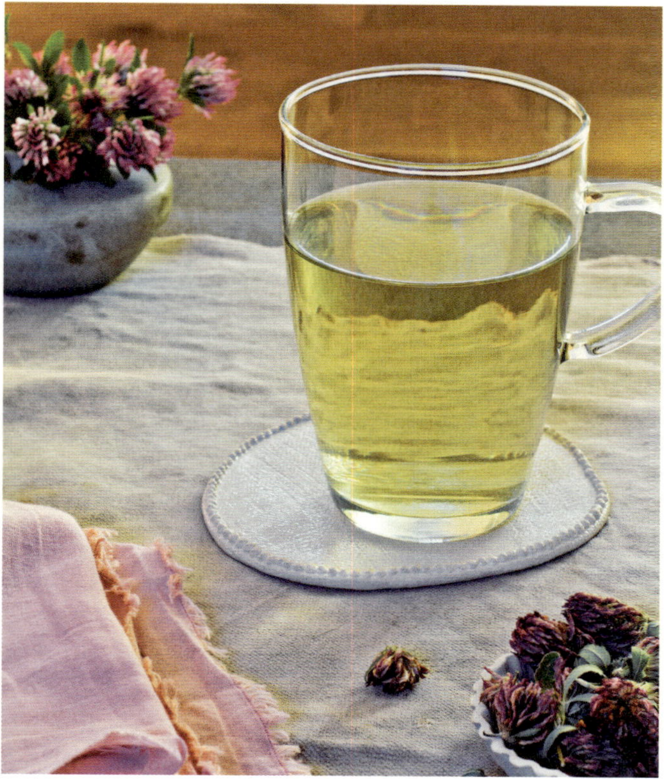

satz verwendet werden. In diesem Fall braut man einen starken Tee, lässt ihn 10 Minuten ziehen und gießt dann den Sud ins Badewasser.

Hopfen

(Humulus lupulus)

Der Hopfen findet in einem der ältesten Getränke der Welt seine bekannteste Verwendung: dem Bier.
Um ihn ranken sich viele Geschichten, interessante und lustige. So wie Frauen seit jeher für die Pflege und Verpflegung der Mitmenschen zuständig waren, so war das Bierbrauen oft ebenfalls Frauensache. Ein Bierkessel konnte als Mitgift gelten, denn in vielen Haushalten braute man sein eigenes Bier. Später hatten Gasthöfe ihre eigene Brauküche. Es soll vor dem Mittelalter Bierkneipen gegeben haben, die von Frauen geführt wurden und in denen ausschließlich Frauen erwünscht waren.
Der Hopfen macht nicht nur das Bier haltbar, er wirkt – wie man inzwischen weiß – östrogenartig. Aus diesem Grund kann man die weiblichen Hopfenzapfen vor allem in der ersten Zyklushälfte als wirkungsvollen Tee aufbrühen, wenn man lieber Tee statt Bier trinkt.
Hopfen wirkt antidepressiv, beruhigend sowie entkrampfend und kann deshalb als Einschlafhilfe dienen, was vor allem manche Frauen in den Wechseljahren schätzen lernen.

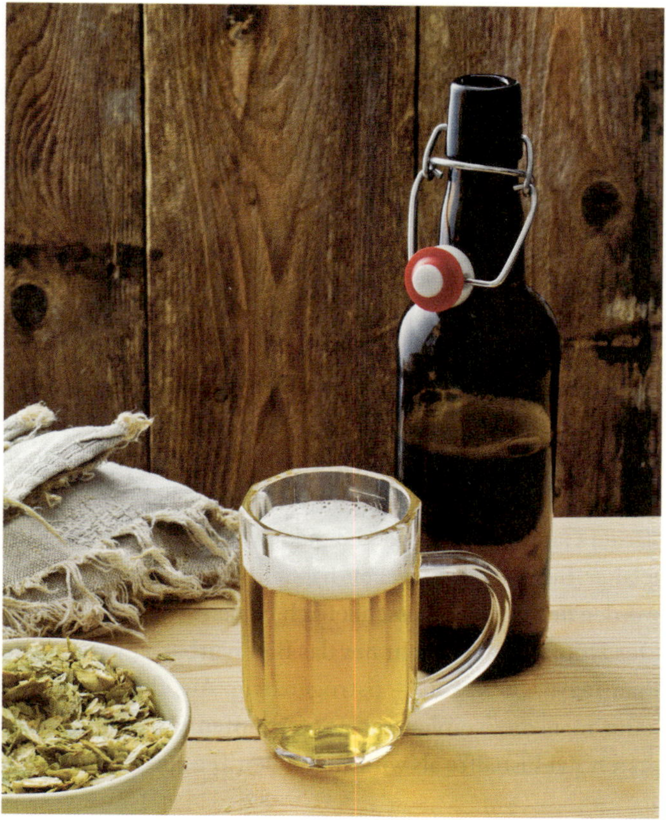

Bei Frauen kann er zudem luststeigernd wirken, bei Männern bewirkt er das Gegenteil.

Salbei

(Salvia officinalis)

Der Salbei ist seit der Antike ein geschätztes Wundheilmittel. Bereits im Namen kommt sein Verwendungszweck zur Geltung, denn das lateinische »salvare« bedeutet »heilen«. Bekannt ist er bei uns als entzündungshemmendes Gurgelmittel bei Halsschmerzen, wundem Rachen oder angegriffenem Zahnfleisch. Das heißt, er hilft bei der Regeneration von Haut und Schleimhaut, also ist auch ein Sitzbad bei dünner Scheidenschleimhaut denkbar. Auf sanfte Art und Weise kann es beim Abstillen die Milchmenge verringern.

Eine weitere nützliche Eigenschaft ist die Schweißhemmung. Ist man von Hitzewallungen geplagt, könnte man ein Salbeihydrolat mit sich führen und bei Bedarf in den Mund sprühen oder auch z. B. nach dem Duschen den Körper damit einsprühen. Ein Hydrolat entsteht beim Destillieren der Blätter mit Wasserdampf und enthält daher keinen Alkohol, darum ist es auch ein wertvolles Deodorant. Es ist z. B. in Apotheken erhältlich.

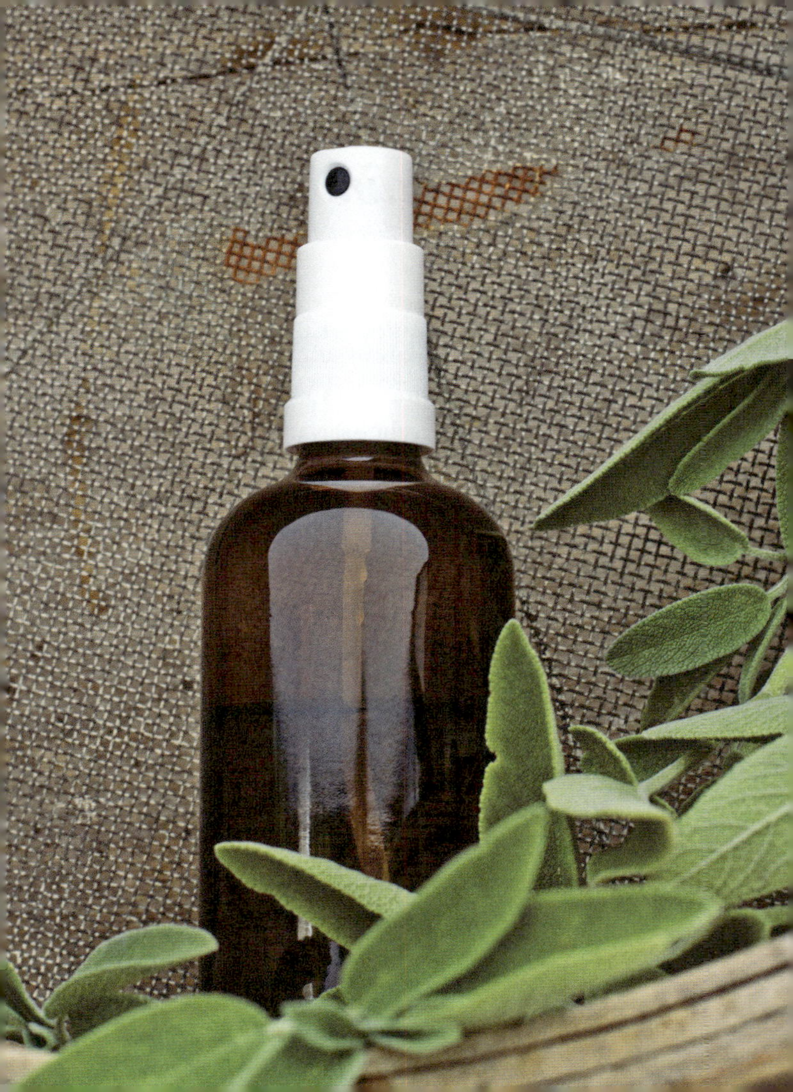

Lein
(Lini Semen)

Man geht davon aus, dass die Leinsamen bereits in der Steinzeit verwendet wurden. Vom Lein können nahezu alle Teile verwertet werden, uns interessieren aber vor allem die Samen: Sie enthalten Schleimstoffe – ein Geschenk, das viele Menschen mit wunden Schleimhäuten bereits zu schätzen wissen, sei es der Magen oder der Darm, bei Heiserkeit, Reizhusten oder auch im Genitalbereich. Äußerlich entfaltet er als Kompresse ebenso seine entzündungshemmende Wirkung.
Die Samen wirken optimal, wenn man sie zuerst schrotet und danach kalt ansetzt. Sie beinhalten sehr wertvolles Öl, das ungesättigte Fettsäuren enthält. Wichtig ist, dass man weder Samen noch Öl erhitzt, damit würde man ihre Wirkstoffe zerstören. Baut man beides regelmäßig in seine Ernährung ein, trifft man damit eine wirklich gute Gesundheitsvorsorge.
Die bekannte Krebsforscherin Dr. Johanna Budwig hat dazu ein wohlschmeckendes, verdauungsförderndes Rezept kreiert.

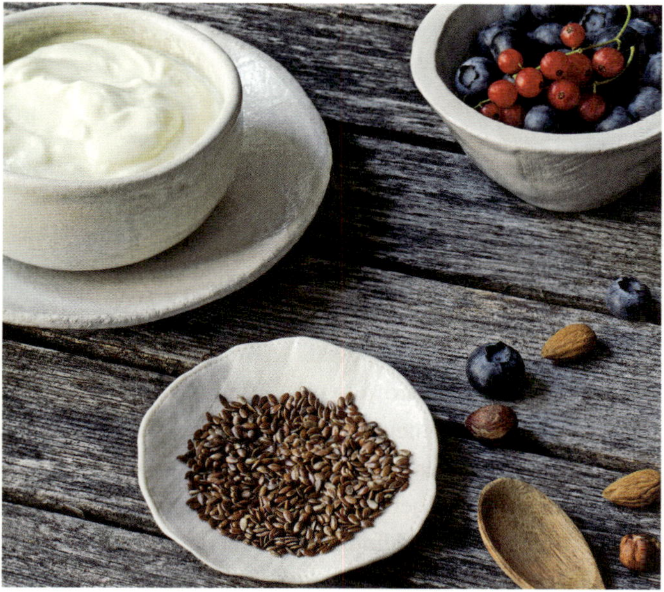

ZUBEREITUNG

1 Teelöffel Honig, je 3 Esslöffel Milch und Leinöl, 100 Gramm Topfen, 2 Esslöffel frisch geschroteter Leinsamen sowie Obst und Nüsse nach Geschmack bzw. Saison zusammenrühren. Will man das Ganze pikant genießen, lässt man den Honig weg und reibt Gemüse dazu – ein herrlicher Aufstrich! Nach dem Genuss unbedingt ein Glas Wasser trinken, um die Verdauung in Schwung zu bringen.

Frauenmantel

(Alchemilla vulgaris)

In fernen Tagen war dieses Kraut Freya geweiht, der germanischen Göttin des Glücks, der Liebe und der Fruchtbarkeit. Schützend breitet sie ihren Mantel über Frauen in allen Lebenslagen aus. Auch im Mittelalter beschäftigten sich die Alchemisten mit dem Frauenmantel, vor allem mit den Tautropfen, die diese Pflanzen selbst produzieren.

In der Volksmedizin wurde diese Pflanze nicht nur zum Ausgleich von Hormonstörungen in der Pubertät und in den Wechseljahren verwendet, sondern auch bei starker, unregelmäßiger oder schmerzhafter Menstruation. Vor Entbindungen oder in der Zeit nach der Geburt stärkt das Kraut die Gebärmutter. Sogar die Milchbildung fördert diese so vielseitige Pflanze. Durch ihre Gerbstoffe hat Frauenmantel eine zusammenziehende, wundheilende Wirkung und lässt kleine Risse und andere Verletzungen schneller heilen. Zudem wirkt das Kraut magenstärkend, leicht stopfend und entzündungshemmend.

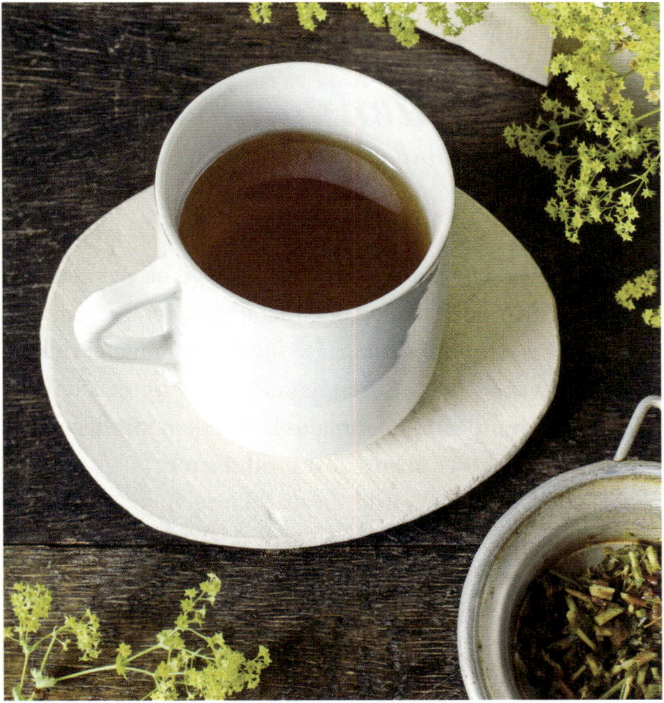

ZUBEREITUNG

Einen Teelöffel getrocknetes oder ein Blatt frisches Kraut mit einer Tasse kochendem Wasser übergießen, 3 Minuten ziehen lassen und wenn möglich ungesüßt trinken. Dieser Tee wird vor allem für die zweite Zyklushälfte empfohlen.

Schafgarbe
(Achillea millefolium)

»Schafgarb' im Leib tut wohl jedem Weib.« Wann man ihre Heilwirkung feststellte, ist nicht überliefert, denn die Schafgarbe kann man nicht kultivieren. Sie wächst schlicht und einfach dort, wo es ihr passt. Ihr Stängel ist zäh, lässt sich nur schwer pflücken, ihre Blätter aber sind nahezu filigran. Bildlich gesprochen stärkt Schafgarbe auch unsere Mitte und somit die Verdauung, daher die Bezeichnung »Bauchwehkraut«. Tatsächlich verwendet man heute diese Pflanze als Tee bei Appetitlosigkeit und Problemen im Verdauungstrakt.

Besonders gut sollen ihre blutstillenden Eigenschaften bei hellroten Blutungen wirken. Als typisches Frauenkraut setzte man die Schafgarbe bei verstärkter, verlängerter Blutung ein.

Eine alternative Anwendung ist der Leberwickel, der entspannt, entkrampft, die Verdauung fördert, die Leber entlastet und vor allem in der zweiten Zyklushälfte eine willkommene Unterstützung sein kann.

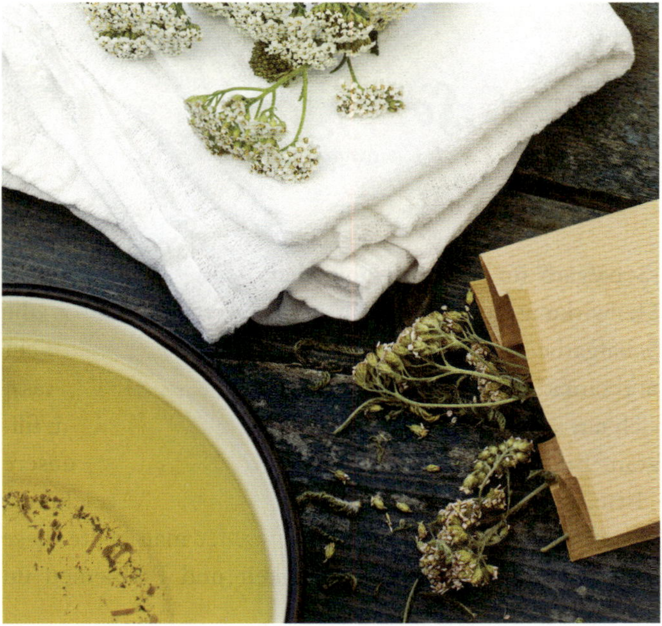

ANWENDUNG

Tee aus Schafgarbe kochen, Stoffwindel eintauchen und möglichst warm auf den rechten Oberbauch legen. Am besten mit einem zusätzlichen Handtuch abdecken und noch einmal einen Wollschal um die Körpermitte rundum wickeln. Für etwa 20 Minuten ruhen, danach den Wickel abnehmen und weitere 20 Minuten nachruhen.

Mönchspfeffer
(Vitex agnus-castus)

Der Mönchspfeffer wird umgangssprachlich auch »Keuschlamm« genannt, da er den Geschlechtstrieb reduzieren soll. Er wurde daher von den Mönchen verwendet, um ihnen bei der Einhaltung der Abstinenz zu helfen. Auch Priesterinnen sollen aus diesem Grund auf Mönchspfeffer geschlafen haben. Die Pfefferfrüchte schmecken übrigens tatsächlich pfeffrig.
Heute verwendet man Mönchspfeffertropfen zur Zyklusregulierung und zum Stimmungsausgleich vor den Tagen (PMS). Da Mönchspfeffer progesteronartig wirkt, ist er vor allem in der zweiten Zyklushälfte zu empfehlen. Auch den Milchfluss kann diese Pflanze fördern.
Mönchspfeffertropfen werden auch zum Hormonausgleich bei Wechselbeschwerden eingesetzt, wie Brustspannen, Traurigkeit, Gereiztheit, kalte Hände und Füße sowie Hautprobleme.

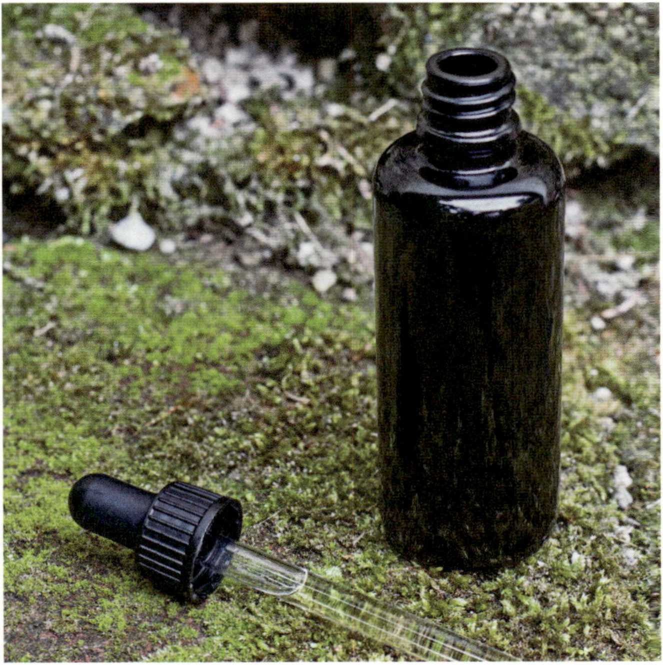

ZUBEREITUNG

Mönchspfeffer aus der Apotheke in einem sauberen, verschließbaren Glas mit 40-prozentigem Korn ansetzen. Nach 4 Wochen abseihen und tröpfchenweise einnehmen. Wer Alkohol ablehnt, kann die Tropfen in heißem Wasser auflösen, damit der Alkohol verdampft.

Hirtentäschelkraut

(Capsella bursa-pastoris)

Für Hippokrates war es die Gebärmutterarznei schlechthin und nach Paracelsus der optimale Blutstiller, eine Eigenschaft, die wir in der volkstümlichen Bezeichnung »Blutkraut« wiederfinden. Es wirkt, indem es Blutgefäße verdichtet und den Schmerz lindert. Nasenbluten wurde gemindert, indem man einen Wattebausch in den Tee tauchte und dann ins Nasenloch stopfte.

Man verwendete das Kraut, wenn »Körperflüssigkeiten ungehindert flossen«, also auch bei verstärkter, verlängerter oder unregelmäßiger Regelblutung. Da es jedoch auch wehenanregend wirkt, sei in der Schwangerschaft davon abgeraten. In der Antike soll es sogar als Abtreibungsmittel gegolten haben.

Man kann das Hirtentäschelkraut als Tee genießen oder in Alkohol ansetzen.

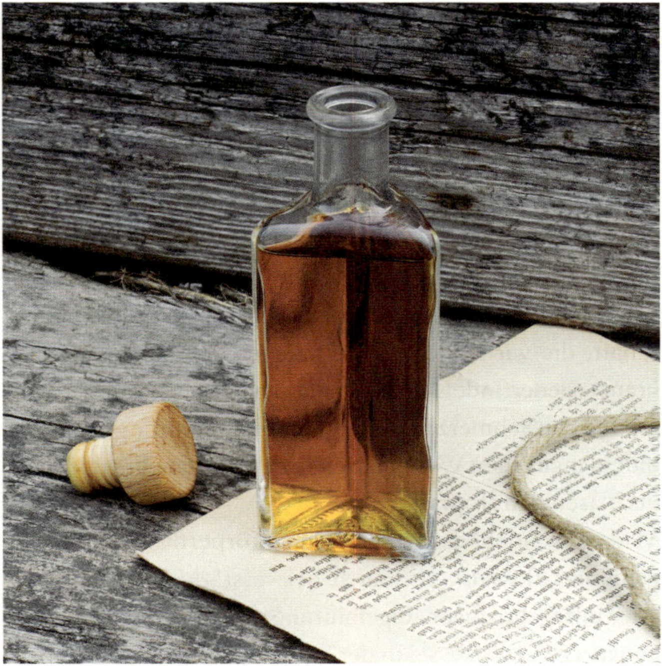

ZUBEREITUNG

Ein sauberes, verschließbares Glas mit frischem Hirtentäschelkraut befüllen, mit 40-prozentigem Alkohol übergießen und 4 Wochen stehen lassen. Danach abseihen und in eine saubere Flasche füllen. Bei Bedarf tröpfchenweise zu sich nehmen.

Rosmarin

(Rosmarinus officinalis)

Rosmarin, der »Tau des Meeres«, war der Aphrodite geweiht, der Göttin der Liebe und Schönheit. Vielleicht beeinflusst die griechische Göttin tatsächlich die Wirkung dieses Krauts. Es soll eine anregende, aphrodisische Wirkung haben. Rosmarin fördert die Durchblutung im ganzen Körper: Für das Gehirn bedeutet das geschärfte Sinne und eine bessere Konzentration, für den Bewegungsapparat Linderung bei rheumatischen Beschwerden und auch die Verdauung profitiert von diesem Kraut.

Für Frauen kann sich die verbesserte Durchblutung in der ersten Zyklushälfte förderlich auf den Eisprung auswirken – darum wahrscheinlich auch die Bezeichnung »Hochzeitskraut«. In der zweiten Zyklushälfte kann der Rosmarin bei schwacher, unregelmäßiger Menstruation helfen. In der Schwangerschaft verwendet man es besser nicht.

Leicht frierenden Frauen, die unter Kreislaufschwäche leiden, sei dieses Kraut besonders ans Herz gelegt.

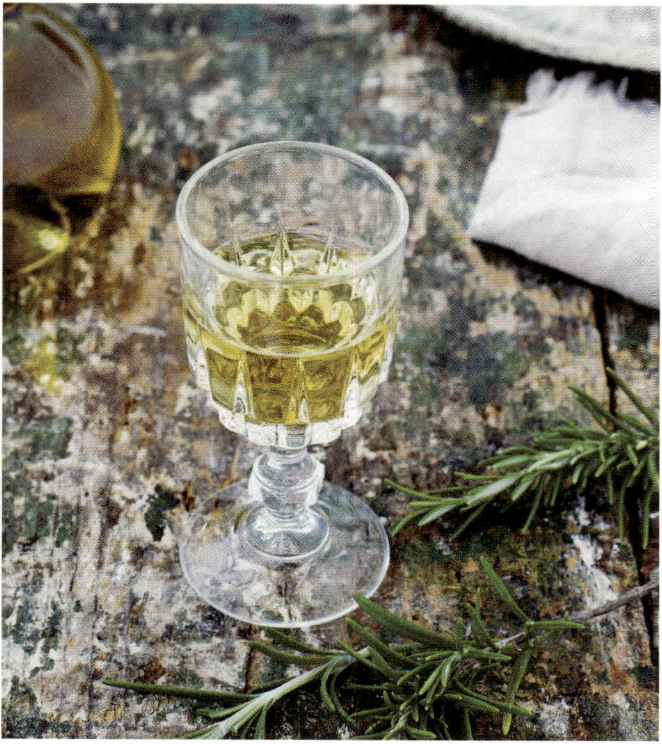

ZUBEREITUNG

40 g Rosmarinzweige mit 0,7 l gutem Weißwein übergießen, eine Woche im Warmen stehen lassen. Danach abseihen und 1–2 Likörgläschen pro Tag genießen.

Gänsefingerkraut

(Potentilla anserina)

Bei Regen schließen sich die Blütenblätter nicht ganz, daher legen sich die Blätter schützend über sie. Sie breiten einen Schutzmantel um die Blütenblätter wie die Gottesmutter Maria ihren um die Menschheit legt. Aus diesem Grund hat man das Gänsefingerkraut der Gottesmutter Maria geweiht. In der Volksmedizin taucht das Kraut nachweislich erst nach dem Mittelalter auf, es wurde wegen seiner krampflösenden Wirkung »Krampfkraut« genannt.
Man verwendete es bei allen krampfartigen Zuständen, vor allem bei Unterleibsbeschwerden, wie Durchfallerkrankungen und schmerzhafter Regelblutung. Es sollte in diesem Fall schon ein paar Tage vorher als Tee getrunken werden. Bei Migräne hat dieses leicht entzündungshemmend wirkende Kraut ebenfalls schon Abhilfe leisten können. Und in der Tierpflege soll das Gänsefingerkraut sogar manch lustlosem Stier auf die Sprünge geholfen haben.

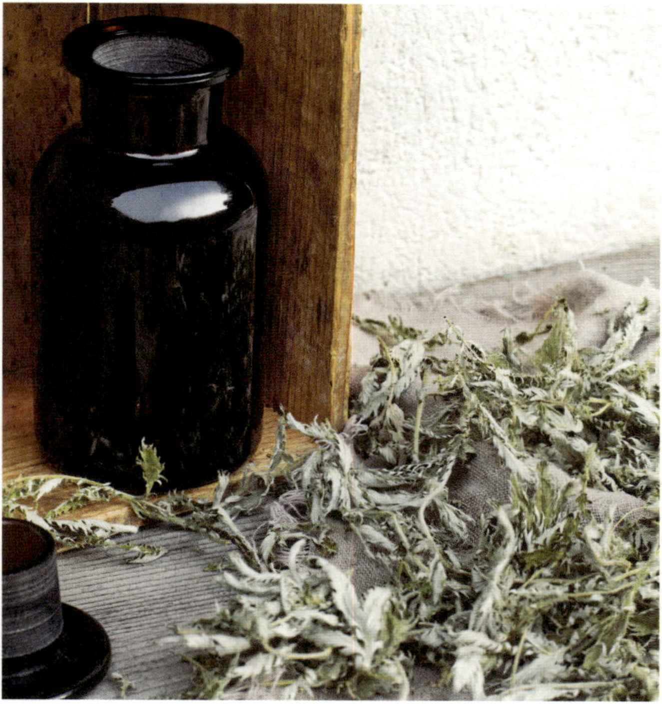

ZUBEREITUNG

Früher wurde ein Teelöffel vom »Gänserich« in Milch aufgekocht und so heiß wie möglich getrunken. Heute ist die Zubereitung mit kochendem Wasser gängig: einen Teelöffel auf eine Tasse Wasser 10 Minuten ziehen lassen.

Thymian

(Thymus vulgaris)

Im alten Ägypten wurde der Thymian zum Einbalsamieren verwendet. Mönche brachten dieses Kraut nach Mitteleuropa und bauten es hier in Klostergärten an. Aber auch die heimische Variante, der Quendel, ist in der Volksmedizin vertreten. Die Pflanze soll stark und mutig machen, »thymos« lautet das griechische Wort für »Geist« oder »Mut«.
Bei Husten und Erkältung ist das Kraut altbewährt, sei es als honigsüßer Tee oder als Zusatz beim Inhalieren. Es enthält ein wirksames ätherisches Öl, das Bakterien, Viren und Pilze vertreiben kann. Thymian wirkt auch verdauungsfördernd. Eine kleine Pflanze also, die große Effekte erzielt. Für Frauen war Thymian als »Liebfrauenbettstroh« bekannt. Man legte das Kraut unter das Leintuch und versprach sich dadurch eine positive Wirkung auf die Geburt und das Wochenbett. In der Schwangerschaft sollte man es jedoch nicht verwenden. Auch bei hartnäckigem Scheidenpilz ist es wirksam: Einfach einen Tropfen des ätherischen Öles auf die Slipeinlage geben.

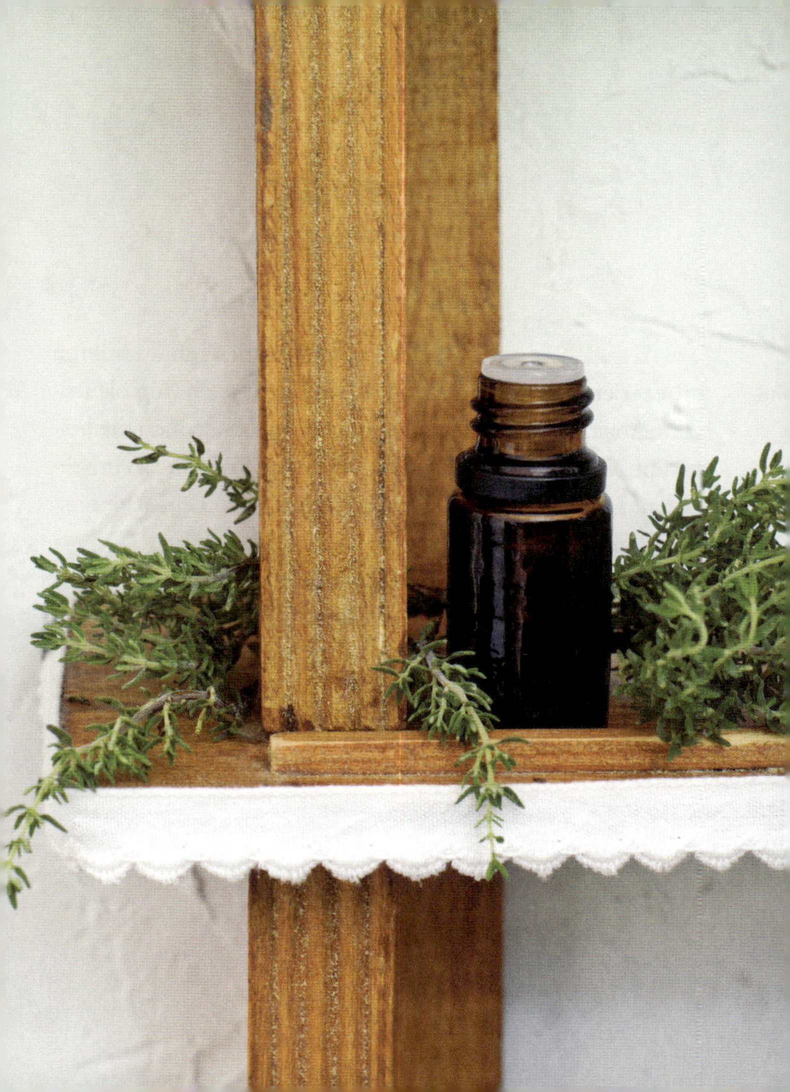

Beifuß

(Artemisia vulgaris)

Der Beifuß ist nach der Göttin Artemis benannt. Sie wird mit drei Gesichtern gezeigt, welche die drei Phasen im Leben einer Frau symbolisieren sollen. Beifuß ist seit dem Altertum als Heilkraut bewährt, und auch bei der Sommersonnwendfeier war es unverzichtbar. Man flocht daraus einen Gürtel und verbrannte ihn nach dem Tragen im Johannisfeuer zur Sommersonnenwende. So sollte es Böses vertreiben und Gutes anziehen.

Beifuß hat eine wärmende Wirkung, man nützt dies, indem man einige Zweige 4 Wochen in Olivenöl ansetzt, dann abseiht und die Füße oder den Unterleib damit einreibt, wenn man einmal zu dünn angezogen war. Was wärmt, entspannt meist auch und so kann das »Besenkraut« manches zum Fließen bringen, wie Schweiß, Harn oder auch die Regelblutung. Hebammen hatten davon fast immer etwas dabei, um die Wehen in Gang zu bringen, in der Schwangerschaft sollte man Beifuß freilich vermeiden.

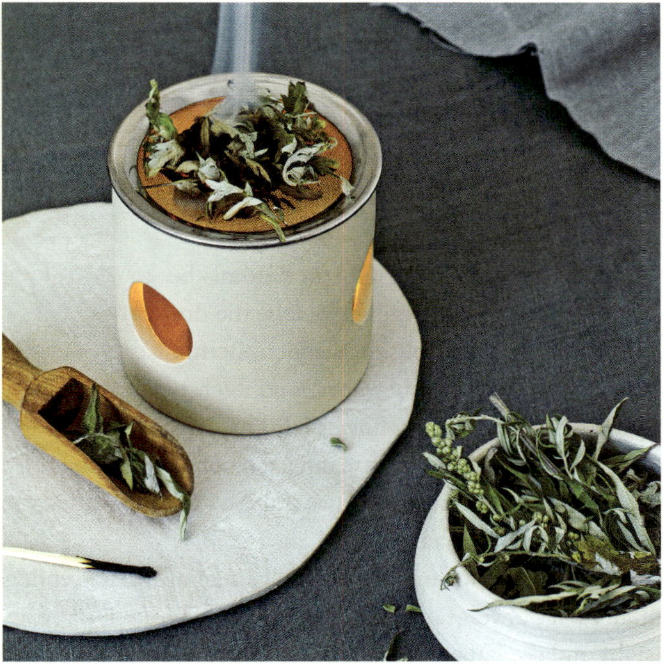

Geräuchert wurde das Kraut traditionellerweise in Zeiten des Neubeginns, etwa bei der Geburt, oder wenn Gelassenheit, Zuversicht und Durchhaltevermögen gefragt waren. Dafür wird ein wenig getrocknetes Kraut auf das Gitter eines Räuchergefäßes gelegt, nicht direkt auf die Kohle, da würde es einfach verbrennen.

Engelwurz

(Angelica archangelica)

Der Erzengel Michael soll Namensgeber dieses besonderen Doldenblütlers sein. Der Engel sei in Zeiten der Pest einem Hirten erschienen und habe diesem gezeigt, mit welcher Pflanze die Menschen sich vor der Krankheit schützen können, so heißt es. Im nördlichen Europa wurde die »Erzengelwurz« bereits im frühen Mittelalter angebaut. Sie gilt im übertragenen Sinn als Lichtbringer und früher sagte man, die Pflanze helfe manch einer Frau, ihren Kinderwunsch zu erfüllen. Die Angelica-Wurzel ist heute aromatischer Bestandteil vieler Lebenselixiere, auch im echten Schwedenbitter hat sie ihren fixen Platz. Sie stärkt die Abwehrkräfte und fördert die Verdauung, entkrampft, wärmt den Unterleib, beruhigt die Nerven und kann manchmal sogar Schmerzen lindern. Der Volksname »Brustwurz« lässt darauf schließen, dass die Pflanze traditionell auch bei Lungenleiden verwendet wurde. Als Badezusatz findet das ätherische Öl seine äußerliche Anwendung, um Gelenke zu entspannen.

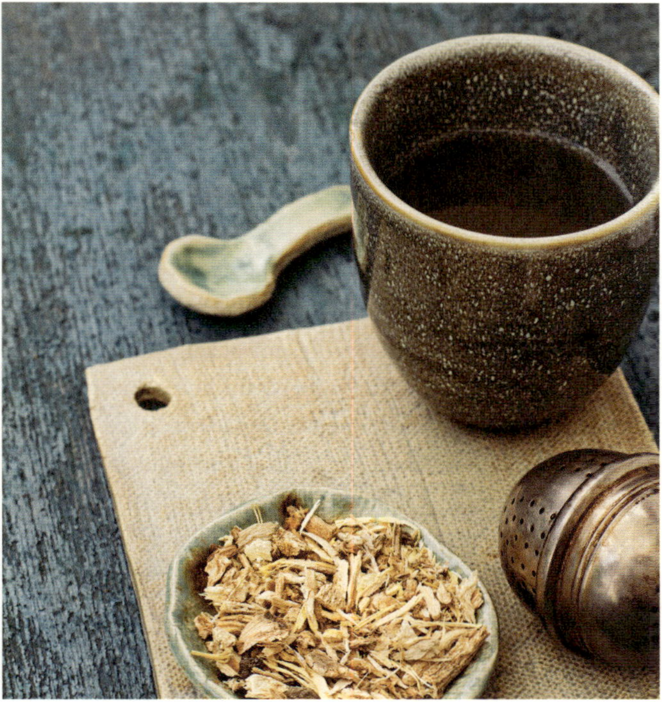

ZUBEREITUNG

Man nimmt für einen Tee die getrocknete Wurzel des süßlich-scharf schmeckenden Doldenblütlers. Einen Teelöffel in einer Tasse mit kochendem Wasser aufgießen und 15 Minuten ziehen lassen.

Mutterkraut

(Chrysanthemum parthenium)

Das Kraut der Mütter, auch »Mutterkamille« genannt, war schon in der Antike ein Mittel, das bei der Geburt zum Einsatz gelangte – insbesondere, wenn die Wehen auf sich warten ließen oder nur zögerlich oder unregelmäßig kamen.
Laut Hildegard von Bingen löst es »Schmerzen in den Eingeweiden«. Es kann entkrampfend, entzündungshemmend und schmerzlindernd wirken. Vor allem die verkrampfte Gebärmutter kann es entspannen. Auf keinen Fall darf das Kraut in der Schwangerschaft verwendet werden, da es Blutungen hervorrufen kann.
Aufgrund seiner schmerzlindernden Eigenschaften hilft das Mutterkraut gut bei Regelbeschwerden. Auch bei Kopfschmerzen und sogar bei Migräne kann es Linderung verschaffen.
Das Mutterkraut kann man als Tee trinken oder es in Alkohol ansetzen.

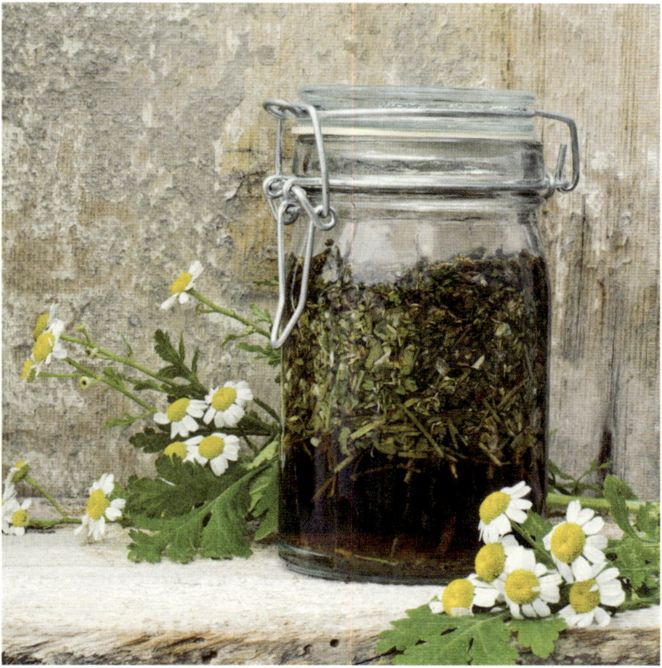

ZUBEREITUNG

Ein sauberes, verschließbares Glas zu zwei Drittel mit getrocknetem Kraut befüllen, mit 40-prozentigem Korn oder Obstschnaps aufgießen. 4 Wochen stehen lassen, danach abseihen und in einem dunklen Fläschchen aufbewahren. Bei Bedarf tröpfchenweise einnehmen.

Fenchel

(Foeniculum vulgare)

Im alten Rom wurde der Fenchel verstärkt genossen, wenn man schlank bleiben wollte. Kaiser Karl dem Großen ist es zu verdanken, dass die Pflanze in den heimischen Klostergärten angebaut wurde. Fenchel ist ein Doldenblütler, der aufgrund seines Geschmacks kulinarische Verwendung in der Küche findet, aber auch zu Heilzwecken kultiviert wird.

In erster Linie verwendet man Fenchel als Verdauungshilfe, tatsächlich wirkt er blähungswidrig, entkrampfend und schleimlösend, weshalb er in der Volksmedizin auch bei Husten seine Verwendung fand. Der Fenchelsamen ist fixer Bestandteil vieler traditioneller Gerichte und ein Brotgewürz, daher auch der Name »Brotsamen«. Ein weiterer Volksname lautet »Frauenfenchel«, eine Bezeichnung, die sich aufgrund der milchbildenden Eigenschaften der Pflanze ergeben hat. Wir verwenden die Samen des Fenchels als Tee in der Stillzeit, er beruhigt, hilft bei der Milchbildung und unterstützt Babys dabei, mit der Verdauung fertigzuwerden.

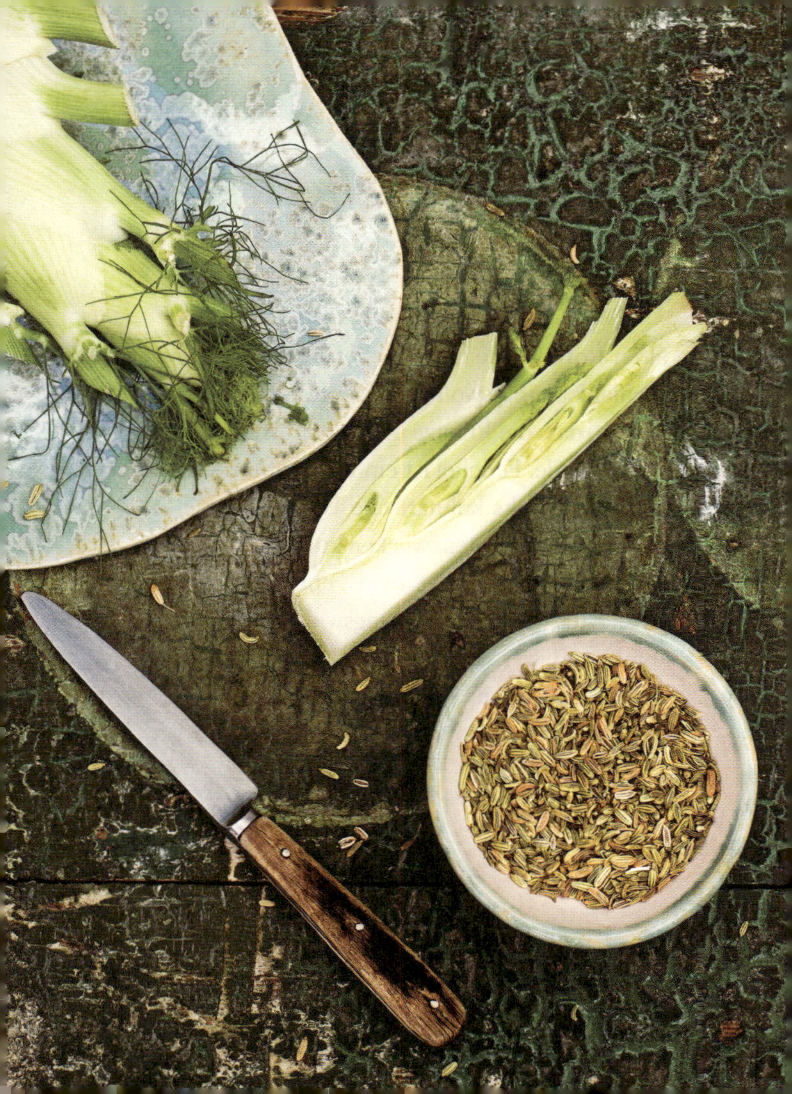

Rose

(z. B. die heimische Rosa canina)

In nahezu allen Kulturen ist die Rose ein Symbol der Liebe, ganze Bücher lassen sich ausschließlich mit dieser Pflanze füllen, so viele verschiedene Sorten gibt es. Sie war – wie könnte es auch anders sein – der Göttin Venus geweiht.

Die Früchte der Rose, die Hagebutten, können zu Marmeladen, Säften oder Wein verarbeitet werden. Sie gehören zu den heimischen Früchten mit dem höchsten Vitamin-C-Gehalt, weswegen der Hagebuttentee gerne bei Erkältungskrankheiten gereicht wird.

Die Blüten sind vor allem zur äußerlichen Anwendung geeignet. Doch auch zur Teeschönung oder als Dekoration auf einer Nachspeise lassen sich diese herzförmigen Blütenblätter verwenden.

Das ätherische Öl der Rose ist eines der wertvollsten überhaupt und ist ein entzündungshemmender und pilzwidriger Bestandteil vieler pflegender Hautcremes. Wunderbar ist ein Rosenbad.

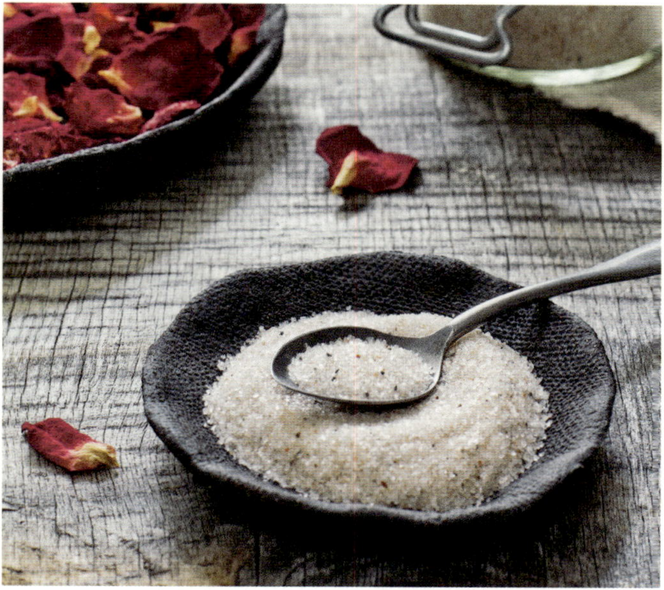

ZUBEREITUNG

Ein schönes, sauberes und verschließbares Glas mit wenigen Tropfen an ätherischem Rosenöl einölen. Dann das Glas mit möglichst unbehandeltem Meer- oder Steinsalz befüllen. Etwas Platz lassen für die getrockneten Rosenblätter! Zuerst das Salz im verschlossenen Glas schütteln, dann die Rosenblätter zugeben und noch einmal durchmischen. 1–2 Handvoll ins Badewasser geben und das Bad genießen.

Preiselbeere

(Vaccinium vitis-idae)

Diese besondere Beere wird seit jeher im Norden Europas in die tägliche Ernährung eingebaut. Sie gilt dort als die wichtigste Beere überhaupt! Sie wächst in Skandinavien recht üppig, aber auch bei uns in den Bergen findet man die Preiselbeere oft. Wir kennen sie als Beilage zu Fleischgerichten. Wenige wissen, dass auch die Blätter als Tee genutzt werden können. Man hat herausgefunden, dass die Preiselbeere vorbeugend bei Blaseninfekten hilft, die schädlichen Bakterien können sich dann nicht mehr ansiedeln. In der Volksmedizin ist man davon überzeugt, dass die Preiselbeere auch bei Gicht oder Rheuma hilft. Gut verwendbar ist sie als Sirup.

ZUBEREITUNG

Ein Kilo frische Beeren waschen und in einen Topf mit einem halben Liter kochendem Wasser geben. 10 Minuten kochen lassen. Anschließend abseihen und messen, wie viel Saft die Beeren ergeben haben. Denn danach richtet sich die Zuckermenge: Pro Liter Saft ca. 450 g Zucker zusetzen und unter Umrühren noch einmal für 5–10 Minuten köcheln lassen.

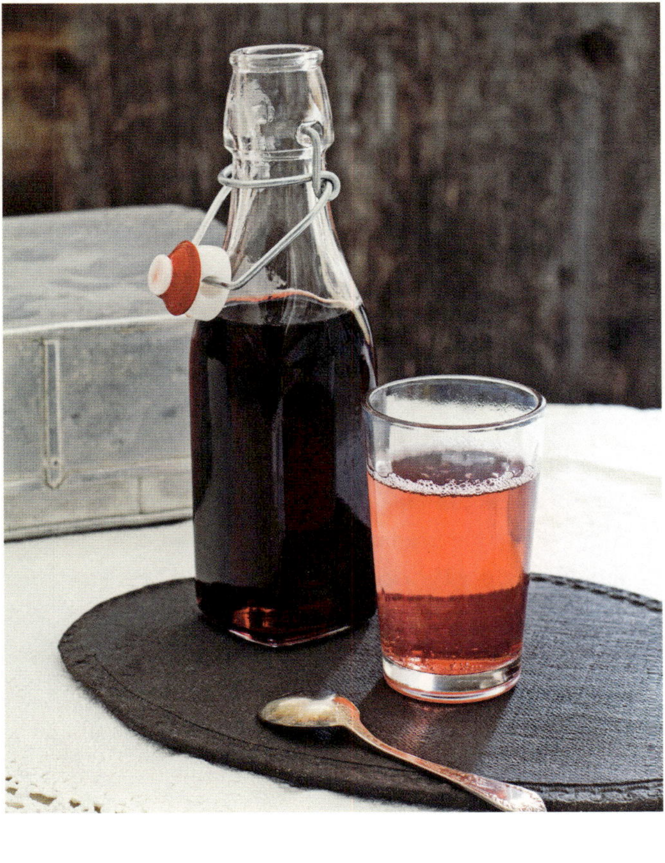

Danach den Schaum abschöpfen. Den Sirup in saubere, aus-
gekochte Flaschen füllen. Kühl und trocken lagern.

Traubensilberkerze

(Cimicifuga racemosa)

»Schlangenwurzel« wird sie von den Ureinwohnern Amerikas genannt, denn dort wurde die Wurzel dieser Pflanze traditionell gegen Schlangenbisse eingesetzt. In der Tat wirkt die Silberkerze krampflösend, weswegen die Indianer sie auch zur Geburtserleichterung verwendeten. Die Herstellung der Tinktur ist mit einem starken, wenig erfreulichen Geruch begleitet, man bekommt sie aber bei uns in der Apotheke. Sie wird mit Erfolg bei Stimmungsschwankungen oder zur Entkrampfung vor der Periode eingesetzt. In den Wechseljahren hilft sie bei Hitzewallungen, Gelenksbeschwerden, Schlafstörungen oder trockenen Schleimhäuten und tut den Knochen gut.

AWENDUNG

Die Tinktur in der angegebenen Dosierung aus der Apotheke in einem Glas Wasser auflösen und trinken. Wem der Alkohol nicht behagt, kann die Tropfen mit heißem Wasser mischen, der Alkoholgehalt lässt sich so leicht reduzieren.

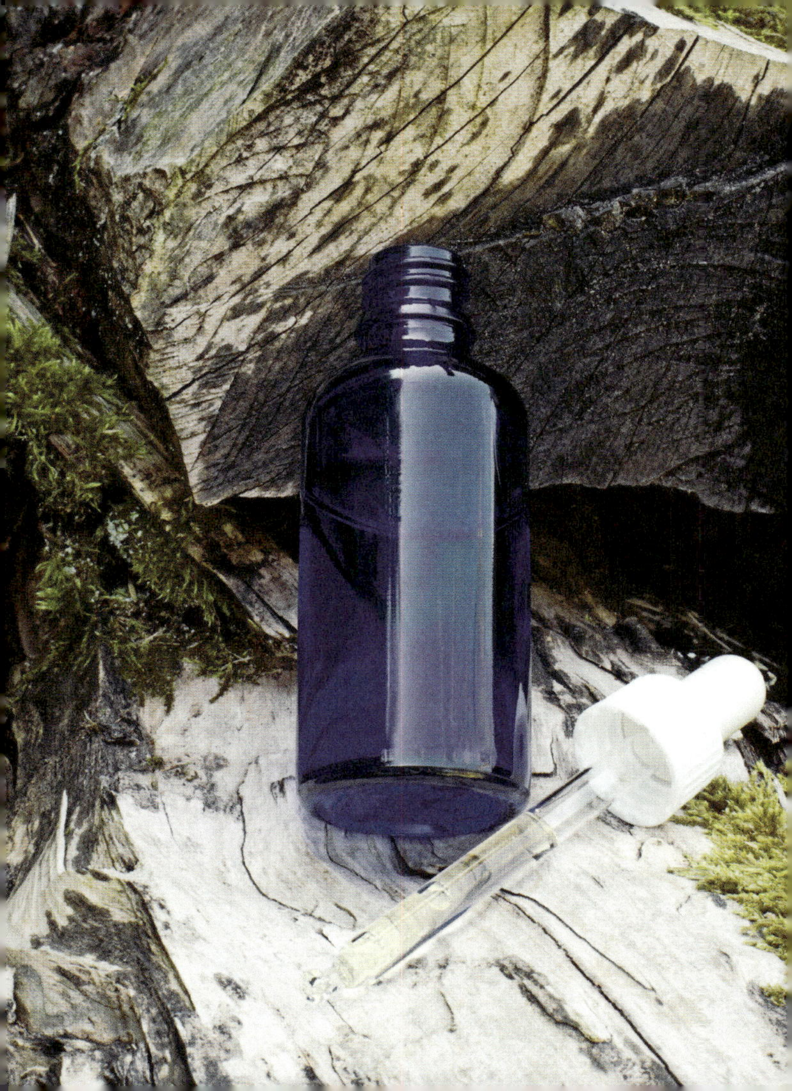

Melisse

(Melissa officinalis)

Schon in der Antike wurde die Melisse verwendet und auch Heilkundige wie Hildegard von Bingen oder Paracelsus konnten diesem Kraut viel abgewinnen. »Herztrost« wurde sie genannt wegen ihres positiven Einflusses auf den Kreislauf, sie mache das Herz leicht, hieß es, und fördere die Gelassenheit wie auch den Schlaf. Sie stärkt die Nerven, wirkt angstlösend und beruhigt zudem den Magen – ein Universalkraut.

Vielfältig sind auch die Anwendungsmöglichkeiten: Sei es als wohlschmeckender Tee, als erfrischendes Sommergetränk, für das ein Melissenblatt in einen Krug mit kaltem Wasser gelegt wird, als Tinktur oder auch äußerlich zum Einreiben schmerzender Gelenke. Melisse ist ein »Frauenkraut« nicht nur aufgrund ihrer beruhigenden, sondern auch wegen ihrer antiviralen Wirkung, z. B. als ätherisches Öl in einem Lippenbalsam oder in Vaginalzäpfchen.

Eine ungewöhnliche kulinarische Anwendung findet die Melisse als Essig, z. B. für einen schmackhaften Salat.

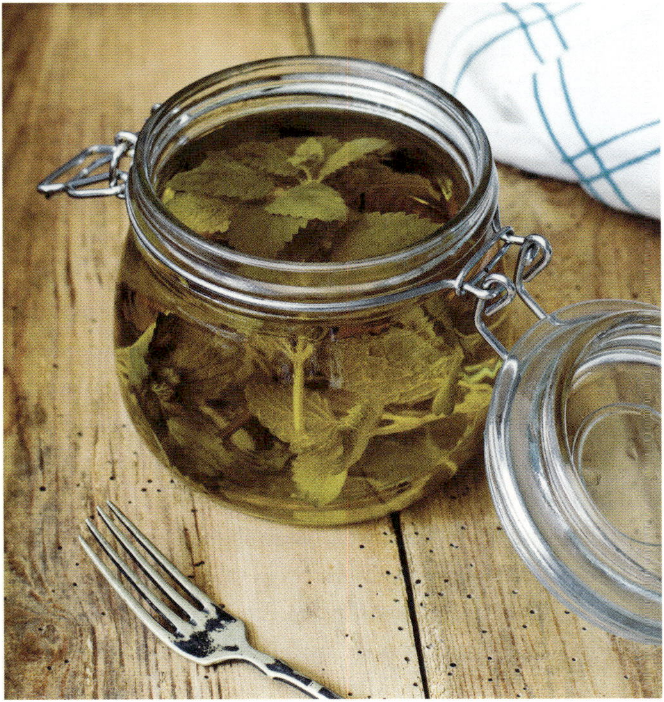

ZUBEREITUNG

5 Stängel mit Blättern in einem halben Liter Apfel- oder Weinessig einlegen, 3–4 Wochen stehen lassen, dann das Kraut entfernen. Soll der Geschmack intensiver werden, kann der Vorgang wiederholt werden.

Johanniskraut

(Hypericum perforatum)

Früher durfte es bei keiner Sonnwendfeier fehlen, aber auch als »Frauenbettstroh« hatte es seinen fixen Platz. Es wird auch heute noch gerne als Tee getrunken, da man seine beruhigende, nerven- und auch verdauungsstärkende Wirkung schätzt. Manche bekommen damit ihre Migräne in Griff, und sogar in pflanzlichen Antidepressiva findet man die »Arnika der Nerven« wieder.

Ebenso ist die äußerliche Anwendung als Öl möglich. Hier kommen seine narbenheilenden, entzündungshemmenden Eigenschaften zum Tragen. Außerdem ist Johanniskrautöl ein wohltuendes Massageöl für beanspruchte Muskeln und Gelenke.

Da dieses Kraut lichtempfindlich machen kann, empfiehlt sich die Anwendung dann, wenn man nicht direktem Sonnenlicht ausgesetzt ist. Johanniskrautöl kann man leicht selbst herstellen.

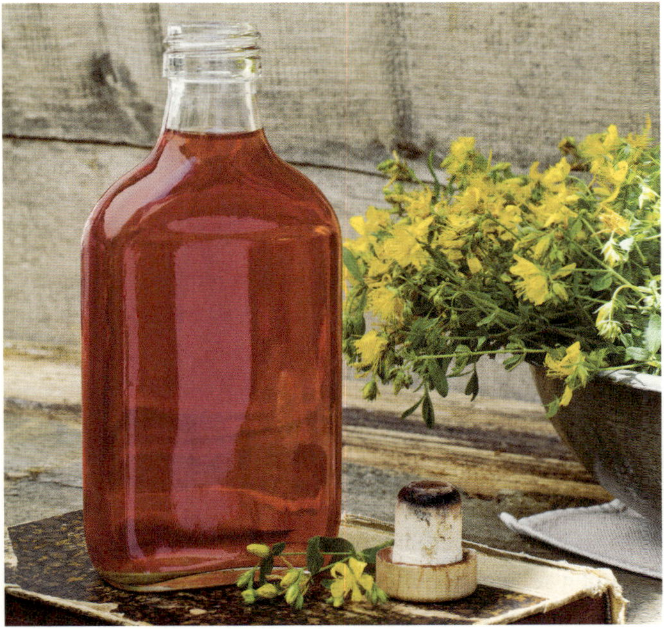

ZUBEREITUNG

Für Johanniskrautöl die obersten 10–15 Zentimeter der Pflanze pflücken und mit hochwertigem Olivenöl übergießen. 6 Wochen in der Sonne stehen lassen und täglich gut durchschütteln! Danach abseihen und als wertvolles Hautöl verwenden. Am besten nach dem Duschen in die noch feuchte Haut einmassieren. Ein Mini-Wellness-Erlebnis für regnerische Tage!

Weiße Taubnessel

(Lamium album)

Das Blatt dieser Pflanze erinnert an die Brennnessel, jedoch brennt es nicht, es ist »taub«. Die Blätter sind sanft zur Haut, auch wenn man in der Volksmedizin die Blüten verwendet. Die Blüten gibt es in verschiedenen Farben und wurden früher alle verwendet. Heute sieht man die beste Wirkung in den weißen Blüten.

Es ist das klassische Kraut bei Weißfluss und Juckreiz in der Scheide, da es die Schleimhäute wunderbar pflegt. Es wirkt sogar leicht keimwidrig und entzündungshemmend und kann so als zusätzlicher Tee bei Vaginalinfekten getrunken oder auch als Sitzbad angewendet werden.

Sein reizlindernder und regenerierender Effekt kommt vor allem den Reiferen unter uns Frauen zugute.

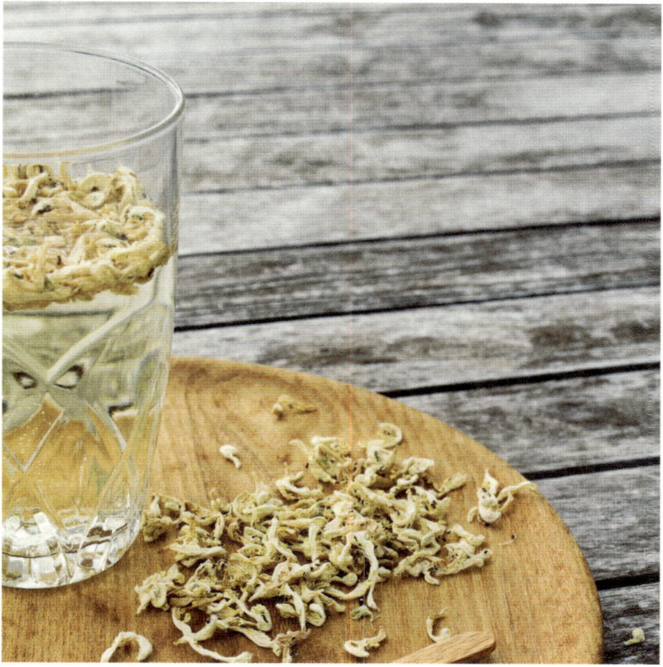

ZUBEREITUNG

Statt des klassischen, mit Honig gesüßten Tees kann man einen Kaltansatz probieren: Einen Teelöffel Blüten in kaltem Wasser ansetzen und 2 Stunden überdeckt ziehen lassen. Danach abseihen und eventuell vorsichtig erwärmen, jedoch nicht über Körpertemperatur, und genießen.

Zinnkraut

(Equisetum arvense)

Eine der ältesten Pflanzen der Welt ist das Zinnkraut, auch Ackerschachtelhalm genannt. Seit 400 Millionen Jahren gibt es ihn, seit 400 Jahren wird er nachweislich zu Heilzwecken verwendet. Als starken, abgekühlten Tee verwendet man Zinnkraut zum Schutz der Pflanzen vor Pilz und Schädlingen.

Der Ackerschachtelhalm enthält besonders viel Kieselsäure, die für den Zellschutz sorgt. Im übertragenen Sinn könnte man behaupten, das Zinnkraut verleiht Struktur. Bei uns Menschen kommt diese Eigenschaft vor allem den Nieren zugute, hat die Pflanze doch auch noch einen ausleitenden Effekt.

Unsere Haut kann ebenso davon profitieren, denn Zinnkraut kann durch seine strukturstärkenden Eigenschaften für Gewebestraffung sorgen. Auch Zähne und Nägel sowie Knorpel und Knochen sind Nutznießer der Kieselsäure.

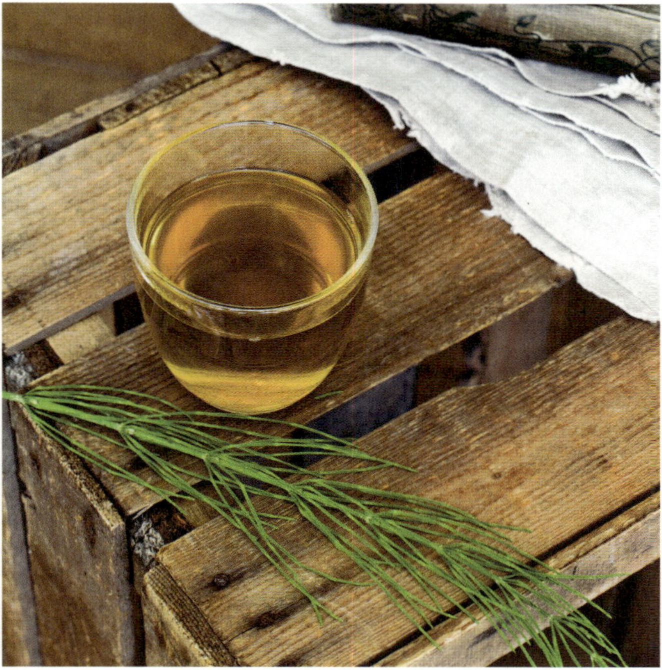

ZUBEREITUNG

Damit so viel wertvolle Kieselsäure wie möglich gewonnen wird, köchelt man einen Teelöffel des getrockneten, zerkleinerten Krauts in ca. einem halben Liter Wasser mindestens 15 Minuten lang, danach etwa 10 Minuten ziehen lassen, abseihen und nach Belieben trinken.

Lavendel

(Lavendula officinalis)

Im alten Ägypten verwendete man Lavendel zum Einbalsamieren, bei den Römern spielte das Kraut vor einer Schlacht eine Rolle, es sollte Mut machen. »Lavare« kommt aus dem Lateinischen und bedeutet »waschen«. Früher verwendete man die Pflanze zum Putzen und Saubermachen.

Lavendel sorgt für Reinheit, auch im übertragenen Sinn. Er klärt die Gedanken und fördert so die Konzentration. Gleichzeitig wirkt er aber auch beruhigend, daher kommt er Menschen mit Schlafproblemen zugute, und auch leichten Kreislaufproblemen kann man mit Lavendel entgegenwirken. Das ätherische Öl enthält antivirale Stoffe und ist oft Bestandteil von wohlriechenden Hautpflegeprodukten. Man kann es pur als Pickeltupfer verwenden oder ein neutrales Hautpflegeöl damit beduften und dieses als Körperpflege verwenden.

Für ein Schlafkissen nimmt man getrocknete Lavendelblüten in der gewünschten Menge und füllt damit ein Baumwoll- oder Leinenkissen, das man dann zusätzlich ins Bett legt.

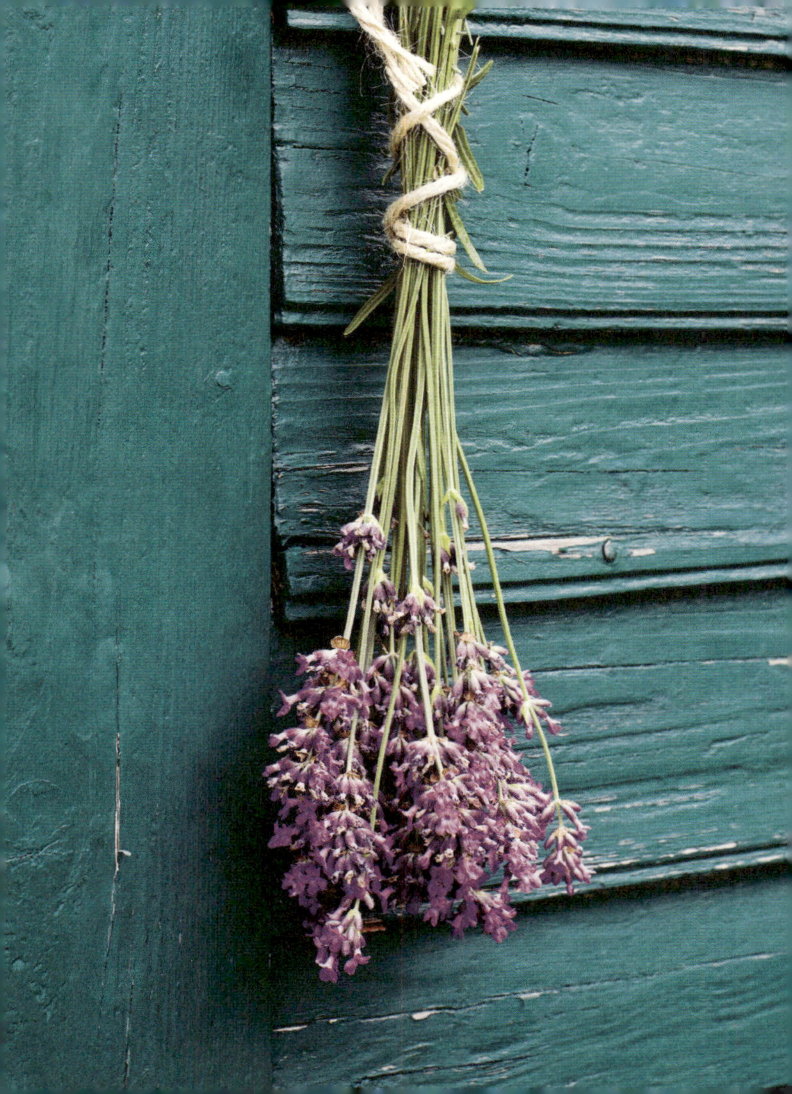

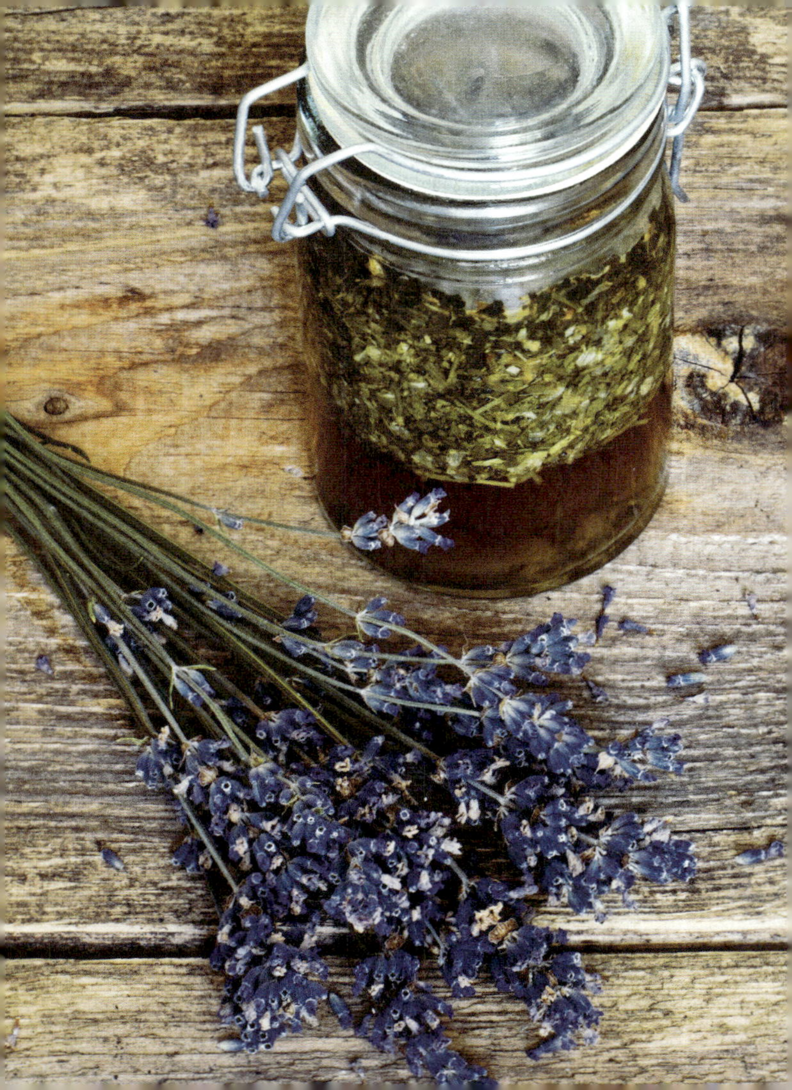

Die Servus-Familie

Servus ist regional verwurzelt und steht für Werte wie Natürlichkeit, Brauchtum, unvergängliche Schönheit, Lebensfreude, Genuss und das fast vergessene Wissen, in dem unendlich viel Modernität steckt.

ServusTV liefert Kultur, Heimat, Natur, Unterhaltung, Sport und Informationen stets in höchster Qualität – einfach bessere Unterhaltung.
Das **Magazin Servus in Stadt & Land** widmet sich Monat für Monat allen Themen, die das Leben im jahreszeitlichen Rhythmus einfach und schön machen.
Der **Servus Buchverlag** macht in traditioneller Buchmacherkunst die Heimat erlebbar.
Der **Online-Shop Servus am Marktplatz** bietet liebevoll hergestellte regionale Handwerksprodukte.

Die Servus-Familie: Heimat für alle Sinne!

Servus

Über die Autorin

Michaela Schnetzer, 1969 geboren, war seit ihrer Kindheit immer gerne in freier Natur unterwegs. Pflanzen und Kräuter haben dabei stets eine besondere Rolle gespielt. Erst vor einigen Jahren aber hat die studierte Betriebswirtin ihr Hobby zum Beruf gemacht. Als TEH-Praktikerin bietet sie Kurse zu verschiedenen Themen rund um Kräuter und Naturapotheke an. Sie lebt mit ihrer Familie im Tennengau.

MIX
Papier aus verantwortungsvollen Quellen
FSC® C012536
FSC www.fsc.org

Sämtliche Angaben in diesem Werk erfolgen trotz sorgfältiger Bearbeitung ohne Gewähr. Eine Haftung der Autoren bzw. Herausgeber und des Verlages ist ausgeschlossen.

 Satz aus der Hoefler Text und The Sans. · Medieninhaber, Verleger und Herausgeber: Red Bull Media House GmbH · Oberst-Lepperdinger-Straße 11–15 · 5071 Wals bei Salzburg, Österreich · Gestaltung und Satz: wir sind artisten · Bilder: Cover und Innenteil: Michaela Gabler · Druck und Bindung: Druckerei Theiss

Printed in Austria
ISBN 978-3-7104-0196-1